LA BAUCHE

(SAVOIE)

SOURCES FERRUGINEUSES

.UTILITÉ DES EAUX MINÉRALES TRANSPORTÉES

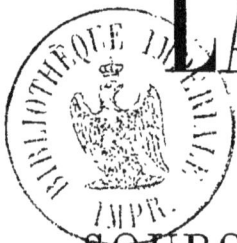

LA BAUCHE

(SAVOIE)

SOURCES FERRUGINEUSES

PAR

Le Dr A. COMANDRÉ

MÉDECIN AUX EAUX DE CAUTERETS (Htes-Pyrénées)

ANCIEN MÉDECIN DES ÉPIDÉMIES

MEMBRE DE DIVERSES SOCIÉTÉS SAVANTES, ETC.

PARIS

J.-B. BAILLÈRE ET FILS

LIBRAIRES DE L'ACADÉMIE IMPÉRIALE DE MÉDECINE

19, rue Hautefeuille, 19

1869

TYPOGRAPHIE ET LITHOGRAPHIE CAYER ET COMP^{ie}

Rue Saint-Ferréol, 57.

AVANT-PROPOS

Pour représenter dans notre œuvre les eaux *ferrugineuses*, nous avons choisi les eaux de La Bauche, quoique leur exploitation ne remonte pas à bien longtemps.

Quel que soit le jeune âge de cette station thermale, elle a déjà acquis une réputation méritée. L'avenir lui appartient. C'est surtout comme eaux transportées que les eaux de La Bauche ont fait leurs preuves, qu'elles ont répondu à ce que leurs qualités physiques et chimiques en avaient fait augurer.

La source, autrefois connue, retrouvée seulement en 1862, est arrivée en quelques années à fournir à une consommation considérable. C'est par milliers de bouteilles qu'elle est exportée. Elle est déjà au pair, pour la quantité consommée, avec les plus anciennes de ses similaires qu'elle est destinée à distancer de beaucoup. Lorsque, en si peu de temps, on arrive à faire consacrer sa valeur par l'expérimentation clinique, on peut compter sur sa fortune.

LA BAUCHE

(SAVOIE)

SOURCES FERRUGINEUSES.

I

Importance de la Médication par les Eaux de La Bauche transportées.

Il y a vraiment lieu d'être surpris du développement rapide qu'a pris la médication par les eaux minérales de La Bauche à domicile. Quand on pense qu'il y a, à peine sept ans, que le hasard faisait retrouver cette précieuse source, jadis exploitée ; qu'à cette heure son exportation se fait sur une grande échelle ; que des praticiens très distingués des principales villes de France, d'Italie et d'autres pays étrangers l'emploient en quantité et de préférence à bien d'autres, dont la réputation méritée aurait dû enrayer le développement de cette dernière, on est bien conduit à reconnaitre : qu'il y a une cause à ce succès rapide et que cette cause est nécessairement toute dans les vertus thérapeutiques propres et les qualités physico-chimiques de celle qui se fait ainsi accueillir.

Des fouilles opérées sur le lieu où la source a été retrouvée, ont mis à jour, à deux mètres environ de profondeur, des « restes de « constructions anciennes, des briques à rebords, un pavé dallé, « une auge, des pieux, un plancher et autres pièces de bois entiè- « rement noircis et détériorés, et un mur épais en forme de com- « partiment au bas duquel sourdent les eaux minérales dans « toute leur richesse de minéralisation (1). »

(1) Ch. GALLOND. *Analyse des Eaux de La Bauche* (Société médicale de Cham-béry), 1863, in-octavo.

La valeur de l'eau de La Bauche est donc consacrée par l'anti-
quité. A quelle époque? Quel peuple en a fait usage? C'est ce qu'il
ne nous est pas permis de savoir : aucune inscription, aucun mo-
nument ne venant éclairer ces questions.

Le nombre toujours croissant des malades qui se rendent, de
leur personne, auprès de la source retrouvée, ont forcé son pro-
priétaire à construire deux hôtels confortables pour recevoir ces
nombreux visiteurs ; mais l'insuffisance de ces hôtels devrait éveil-
ler la sollicitude du Directeur de ces eaux. Les charmes du site,
une fort belle pièce d'eau froide profonde et étendue, provenant
de sources fraîches, éveillent naturellement la pensée d'un établis-
sement d'hydrothérapie avec une annexe pour maison de conva-
lescence. Toutes choses parfaitement aptes à seconder l'action de
la source minérale ferrugineuse.

Ces questions toutefois ne sauraient nous préoccuper ici où il
ne doit être question que des eaux minérales employées loin de
leur griffon.

Lorsqu'on réfléchit à la faible quantité de fer qu'il y a dans un
litre d'eau de La Bauche (0 gr. 17) quantité supérieure néanmoins
à celle de toute autre source connue, de même nature ; que, d'autre part, on sait à quelles doses, relativement élevées, on administre les préparations pharmaceutiques du fer, on est bien en
droit de se demander : s'il n'y a pas dans ces préparations médicamenteuses de la nature des forces dynamiques que l'art ne peut
obtenir. — C'est bien le fer qui est l'élément actif. La nature de
l'affection guérie (la chlorose) ne permet pas d'en douter, et cependant une quantité qu'on pourrait nommer infinitésimale de ce
métal, suffit à de plus belles cures quand elle est dans les eaux
minérales que ne le font des quantités massives sortant de nos
laboratoires !

Ces qualités distinctives des eaux minérales et spécialement
des eaux de La Bauche se conservent par le transport au moyen
des soins apportés dans leur captage, ainsi que nous allons le voir.

Examen de l'Eau minérale de La Bauche.

Malgré tout ce que la question pourrait offrir d'intéressant,
nous ne pouvons nous étendre sur la manière dont les eaux qui
nous occupent se minéralisent dans le sein de la terre.

Disons rapidement, d'après les excellents travaux du chimiste-
géologue, M. Ch. Calloud, travaux que chacun pourra consulter
pour plus amples renseignements (1), que la minéralisation des

(1) Ouvrage cité.

eaux de La Bauche est une conséquence de la composition géologique des terrains d'où elles sortent. C'est le calcaire néocomien de l'étage supérieur jurassique qui se montre de toutes parts. Il y est à l'état vierge sans altérations métamorphiques. Sa structure est compacte, son aspect blanc jaunâtre. Les fossiles qu'il recèle sont ceux des mers néocomiennes (des *ammonites*, des *caprotines*, des *radiolites*).

Au-dessus de ce calcaire, formant base, est venue se poser la mollasse marine compacte (grès argileux à ciment calcaire) qui supporte elle-même les dépôts quaternaires descendus des hauteurs alpestres. Les gypses font défaut, ce qui explique la simplicité de la minéralisation de toutes les eaux de cette contrée, leurs qualités digestives dues à la condition presque exclusivement bicarbonatée de leurs sels.

Enfin la minéralisation de l'eau de la source s'explique encore par des *géodes* de protoxyde de fer hydraté et des *nodules ovoïdes* de fer pyriteux.

C'est en traversant ces divers terrains que les eaux de La Bauche acquièrent la composition chimique dont nous donnons le tableau d'après l'auteur que nous avons cité :

Composition de l'Eau minérale de La Bauche rapportée à 1,000 grammes.

Gaz de l'air (oxigène et azote)...............	Indéterminé.
Gaz acide sulphydrique libre (traces)........ GR.	»　　»
Acide carbonique libre....................	0,03500
Bicarbonate de chaux....................	0,25180
—　　de magnésie.................	0,12129
—　　de protoxyde de fer..........	0,14257
—　　de potasse..................	0,02150
—　　d'ammoniaque...............	0,02850
—　　de manganèse...............	0,00350
Crénate de protoxyde de fer...............	0,03050
—　　de potasse......................	0,01950
—　　d'ammoniaque..................	0,01450
Hyposulfite de soude....................	0,01215
Phosphate de chaux.....................	0,01026
Chlorure de sodium.....................	0,00473
Iodure alcalin (traces sensibles)	»　　»
Alumine...,......} Silice...........}	0,01450
Glairine........} Extrait humique.}	0,01200
TOTAL...... GR.	0,72230

Ce qui frappe d'abord dans ces données de l'analyse, c'est la faible quantité des principes minéraux qui s'élèvent à peine à 3/4 de gramme dans leur ensemble. Aucun n'ignore aujourd'hui que la vertu curative d'une source minérale n'a guères des rapports absolus avec la quantité des principes minéralisants qu'elle renferme. Plombières, Néris, Evian, et tant d'autres importantes sources sont autant d'exemples fournis à l'appui de cette opinion justement acceptée. Dans les stations minérales riches en nombre de sources, ce ne sont pas celles qui offrent une plus grande masse de principes minéralisants qui sont le plus estimées, le plus recherchées.

Dans nos conférences sur les eaux minérales transportées, nous avons souvent fait remarquer que bien des sources gagnaient, par le transport et la conservation en bouteilles, l'avantage de se dépouiller d'une partie des éléments qui les surchargent et permettent à certains estomacs de les accepter après ces dépouillements effectués (1). Mais si la valeur d'une eau minérale ne se déduit pas de la masse de ses éléments, la qualité de ces derniers et surtout le mode selon lequel ils sont combinés, a assurément une importance majeure. Souvent aussi, le chiffre relativement élevé de l'élément fondamental, acquiert de l'importance par la nature des principes secondaires qui l'accompagnent et le mode selon lequel ils sont combinés. C'est dans ces conditions que se présente l'eau de La Bauche. La quantité de fer que l'analyse dévoile dans cette source (0^{gr} 1730 par litre) est de beaucoup supérieure à celle que l'on trouve dans les sources les plus renommées, telles que *Forges, Bassaug, Spa*, qui n'offrent que 0,06 à 0,09 centigrammes.. Aucune trace de sulfates ; des bicarbonates, des crenates, unis à des sels alcalins et de l'ammoniaque (fait assez rare), sont des conditions chimiques qui rendent très assimilables dans l'organisme ces quantités relativement fortes du fer.

« L'eau de La Bauche, disait en 1863, M. Calloud, dans les con-
« clusions de son rapport à la Société médicale de Chambéry, est
« donc une eau minérale *ferrugineuse, bicarbonatée, crenatée,*
« *alcaline, hyposulfitée* et un peu *ammoniacale,* non gazeuse,
« mais où le gaz acide carbonique et le protoxyde de fer sont dans
« un parfait état de saturation. La forte proportion de son élé-
« ment protoferré, bicarbonaté et crenaté, dépassant considé-
« rablement celle trouvée dans les eaux ferrugineuses de cette
« nature les plus estimées, jointe à la bonne condition minérali-

---

(1) Voir : *Bulletin de la Société de médecine de Poitiers*, n° 32. 1869.
Voir aussi : *Journal de la Société académique de Nantes*. Mai 1869.

« satrice de ses sels divers, place cette eau minérale au plus haut
« point de considération pour son emploi thérapeutique et pour
« sa popularisation. »

L'expérimentation clinique est venue depuis confirmer en tout
point les conclusions logiques que le savant chimiste tirait de ses
analyses. Bien des malades, dont l'état de santé n'avait pu être
amélioré par d'autres sources ferrugineuses, ont trouvé dans les
eaux de La Bauche la cure désirée. — M. le Dʳ Martin, praticien
très distingué de Pont-de-Beauvoisin, a recueilli à ce sujet des
observations intéressantes que nous regrettons de ne pouvoir rela-
ter ici.

Le vin ne trouble pas cette eau. A cet égard, un phénomène fort
curieux se passe quand, à un demi-verre d'eau, on ajoute quelques
gouttes de vin, de 8 à 10 ; l'eau se teinte couleur d'encre, ou
violet-noir. Certains vins donnent des nuances différentes. Un
vin d'Indre-et-Loire a teinté l'eau en couleur vert-olive parfaitement caractérisé : d'autres vins ont teinté l'eau en noir pur.

Ces phénomènes pourraient conduire à se servir de l'eau de La
Bauche pour éprouver les vins et reconnaître leurs principes cons-
titutifs. Il y a là une étude intéressante à faire.

Il se passe relativement au vin, comme réactif du fer dans l'eau
de La Bauche, le même phénomène que pour le prussiate de potasse,
savoir : que le maximum d'action n'a lieu qu'en raison d'une pro-
portionnalité déterminée d'eau et de réactifs. Ainsi pour le prussiate, 7 à 8 gouttes dans un verre à champagne donnent le bleu le
plus intense ; 20 gouttes la teintent en vert. Une plus grande
quantité affaiblit le vert et le rapproche du jaune. Le vin, comme
réactif, produit également son maximum d'effet, à la condition
qu'il sera ajouté à l'eau en petite quantité. Si la dose dépasse un
huitième ; l'eau cesse d'être altérée et conserve avec le vin la même
teinte que les eaux douces. — Le café est instantanément teint
en noir.

L'eau, sortant du griffon, est d'une limpidité extrême. Sa tem-
pérature est d'environ 12° centigrades. Le goût perçoit manifeste-
ment la présence du fer, mais nulle autre. L'odorat reconnaît
l'acide sulfhydrique que le goût est inhabile à percevoir. Il est
évident que le principe sulfureux y existe, mais aucun réactif ne
le décèle. L'odorat seul le constate. Ce fait mérite d'être noté.
Cependant, si l'on agite l'eau pendant quelque temps, cette odeur
sulfhydrique disparaît entièrement.

L'action produite sur l'eau de La Bauche par le contact de l'air
atmosphérique se manifeste seulement douze à quinze heures après
le tirage. Toutes les précautions prises pour la soustraire à son

influence, sont restées infructueuses, et malgré la perfection d'un embouteillage bien entendu, aucune bouteille d'eau n'échappe au contact atmosphérique.

L'eau nouvellement embouteillée, se trouble après douze à quinze heures, pour s'éclaircir après deux ou trois jours. Ce trouble général se résout en gros et larges flocons, nageant dans le liquide sans altérer sa transparence. Plus tard, ces flocons perdent peu à peu de leur volume jusqu'à disparaître entièrement après s'être réduits finalement en petites granulations comme de la poussière, se précipitant sans troubler l'eau, malgré l'agitation réitérée de celle-ci lorsqu'elle est arrivée à cette métamorphose.

Pendant les premières quinze heures d'embouteillage, l'eau est d'une sensibilité extrême aux réactifs. Au bout de vingt-quatre heures, cette sensibilité a disparu presque complètement. L'eau n'a plus le goût du fer, ni l'odeur sulfhydrique. — Le fer, de l'état de protoxyde, est passé à l'état de sesquioxyde. Alors l'eau est légèrement troublée. Trois ou quatre jours après, il passe à l'état de peroxyde, se sépare du liquide qui reprend sa transparence. — Enfin, après quelques mois de repos, le fer reprend, par une dissolution nouvelle inexpliquée jusqu'ici, son état de protoxyde. Alors plus de flocons, plus de granulations ; limpidité parfaite. Retour de la sensibilité aux réactifs, de la saveur ferrugineuse, de l'odeur sulfhydrique ; en un mot, de toutes les propriétés primitives remarquées au griffon; puis, conservation indéfinie, soit à la lumière, soit dans l'obscurité, même dans un endroit chaud et transport possible en tout lieu sans altération.

Nous avons dit que l'eau de La Bauche n'avait point le goût très atramentaire, propre en général aux ferrugineux, malgré la grande proportion de fer qu'elle renferme. Elle doit cette propriété précieuse à une grande quantité de glairine qui enchâsse en quelque sorte le fer et dissimule son impression sur les papilles nerveuses qui perçoivent le goût. — Quoique cette question de goût soit une question secondaire, elle ne laisse pas que d'avoir son importance, surtout lorsqu'il s'agit de personnes malades dont il importe de ménager les moindres susceptibilités. Combien de médicaments précieux (l'huile de foie de morue entre autres) dont certains malades se privent par la seule répugnance que la substance leur inspire !

Les sources réunies donnent 100 litres par heure, soit 2,400 litres par jour. Elles laissent dans les bassins un dépôt ferrugineux dont on ramasse de quoi faire par jour quatre kilogrammes de pastilles. On pourrait en recueillir au moins le double.

Les eaux ont une composition chimique constante. Le plus

grand écart qui survient dans la quantité de protoxyde de fer à l'époque des grandes sécheresses, ou à celle de la fonte des neiges, n'est pas de plus d'un cinquième.

La mise en bouteilles se fait dans toutes les conditions les plus propres à éviter le contact de l'air et conséquemment les altérations qui pourraient en résulter. Un petit appareil composé d'un tube en caoutchouc, plongeant dans la bouteille, fait le remplissage par le fond, sans glouglou ; de telle sorte que ce n'est que la couche supérieure du liquide qui est en contact avec l'air. Quand la bouteille est pleine, cette couche se déverse et l'enlèvement du tube plongeur laisse dans la masse liquide un vide qui représente juste celui qui est nécessaire pour permettre d'enfoncer le bouchon. — Ces détails ne sont pas indifférents ; car c'est sur eux que repose souvent la conservation des eaux minérales. Ce sont les soins apportés dans les captages qui ont permis de transporter bien des sources jusqu'à ce jour non employées à distance.

Dans ces conditions, les eaux de La Bauche constituent un médicament naturel qu'on peut employer partout, comme bien d'autres eaux minérales et préférables à bien d'autres ferrugineuses, tant à cause de la quantité relativement grande de fer qu'elles renferment que par la manière dont ce métal est combiné ou en présence d'autres éléments qui en rendent l'assimilation si facile à l'organisme.

II

Des divers modes d'emploi des Eaux minérales de La Bauche transportées.

L'on peut, à domicile, user des eaux de La Bauche, sous les diverses formes usitées à la station même.

Les eaux ferrugineuses n'ont guères été employées en bains. Lorsque cet emploi a lieu, c'est le plus souvent pour remplir des indications secondaires, soit en vue d'autres éléments qu'elles renferment, que pour retirer une action directe, sous la forme balnéaire, des éléments martiaux.

Boisson. — L'usage le plus commun est de prendre les eaux ferrugineuses en boisson.

Celles de La Bauche sont expédiées en bouteilles de 3/4 de litre environ. Chaque bouteille renferme, ainsi que nous l'a démontré l'analyse ci-dessus, 0 gr. 17 cent. de carbonate ou de crénate de protoxyde de fer.

La dose varie depuis un verre par jour jusqu'à un litre. Il est rare qu'il faille dépasser cette quantité. Cependant bien des personnes, sur les lieux, en font un usage habituel à leurs repas, soit pure, soit mêlée au vin. Ce dernier n'est pas troublé lorsqu'il y est dans une assez grande proportion.

Lotions. — L'eau de La Bauche est aussi employée en lotions sur les plaies et ulcères chroniques. Certaines dartres, lorsque ces affections ont besoin d'être ranimées dans leur vitalité, les réclament. — La glairine qui se trouve en abondance dans ces eaux, les rend onctueuses, qualité importante pour certains ulcères atoniques.

Injections. — Elles sont employées encore en injections dans les leucorrhées et les engorgements, granulations et ulcérations du col utérin qui présentent des caractères d'atonie, lorsque l'état inflammatoire est à peu près éteint. En lavement aussi.

Les ophthalmies chroniques avec suintement et boursoufflement des muqueuses se trouvent très-bien des injections ou douches oculaires.

Pastilles. — Les eaux de La Bauche déposent, avons-nous dit, des quantités considérables de boues ferrugineuses qui sont recueillies, desséchées par une évaporation douce et fournissent une poudre impalpable, jaune orangé, de carbonate et crenate de fer avec laquelle l'on fait des pastilles que l'on aromatise à volonté au citron, à la menthe, à la vanille, etc.

Ces pastilles, très-répandues et très-recherchées, présentent à l'estomac le fer dans un tel état de division qu'il est facilement absorbé. — Le fer s'y présente ici avec les autres sels qui minéralisent les eaux. Ce précipité offre en lui tous les éléments de l'eau minérale ; aussi, cette préparation est-elle bien préférée et préférable à toutes celles qui sortent des laboratoires des officines.

On les emploie à la dose de 3 à 4 par jour pour les enfants et jusqu'à 15 par jour pour les grandes personnes. On en use dans les mêmes cas que les eaux elles-mêmes.

Indications et contre-indications des Eaux de La Bauche transportées.

§ 1

INDICATIONS TIRÉES DES CARACTÈRES GÉNÉRAUX DES MALADIES.

Les eaux de La Bauche, comme les eaux minérales en général et les eaux ferrugineuses en particulier, ont pour premier effet de déterminer une excitation générale dont il a été question au sujet des eaux de Cauterets et de Vichy. Toutefois, les eaux ferrugineuses ne semblent pas, comme les sulfureuses, pouvoir étendre cette excitation à de nombreux états constitutionnels ou diathésiques. Tandis que nous avons vu (1) au sujet des eaux minérales sulfureuses de Cauterets et des bicarbonatées sodiques de Vichy, l'excitation générale commune, influencer toujours d'une manière utile des maladies chroniques différentes qui réclament au fond des médications fort opposées, nous devons reconnaître que, pour les ferrugineuses, on est plus restreint.

Ainsi, un malade tuberculeux pourra sans trop de dommages faire usage des eaux de Vichy; il n'en sera pas de même s'il prend les eaux de La Bauche. La fâcheuse influence de la médication ferrugineuse sur les maladies chroniques de poitrine est un fait trop bien reconnu aujourd'hui pour que nous ayons besoin d'insister.

La médication reconstituante par le fer a des limites bien plus restreintes que celles des médications par les eaux minérales qui ont d'autres bases.

Les eaux de La Bauche, non plus que la médication ferrugineuse, ne sauraient trouver leur emploi utile dans les maladies aiguës. C'est toujours à des maladies chroniques ou devenues telles que doivent s'adresser les eaux de La Bauche.

Parmi ces maladies, il faut placer en première ligne les anémies et toutes les affections qui s'y rattachent.

Les maladies chroniques sont toutes sous la dépendance d'états généraux que l'on nomme constitutions, diathèses, cachexies. Ces dénominations qui servent à fonder une classification naturelle des maladies, saisissent en quelque sorte le sujet dans son ensemble morbide et le caractérisent d'un seul mot.

Il est incontestable, malgré toutes les dénégations que les doctrines localisatrices des maladies peuvent lancer, que la nosologie tout entière, relativement aux maladies chroniques, peut se diviser en quelques grandes classes dont les caractères généraux embrassent et dominent tous les cas particuliers. — La pratique entraîne forcément à penser ainsi.

Voyons plutôt : voici un sujet qui a fait depuis peu de temps une chute sur le genou. Il s'en est suivi une douleur assez vive et un léger gonflement avec des caractères inflammatoires promptement dissipés par des cataplasmes émollients ou des fomentations avec l'arnica. Cependant le genou reste légèrement plus gros que dans son état normal. Quelque temps s'écoule et le gon-

(1) *Utilité des eaux minérales transportées*. Cauterets-Vichy. 1869.

flement augmente ; bientôt tous les caractères d'une tumeur blanche se dessinent. — L'observateur lit facilement dans l'habitus général du sujet tous les caractères de la diathèse strumeuse. Sur quel point devra maintenant se diriger le traitement? Faudra-t-il s'occuper de la partie malade uniquement, ou bien songer à une médication altérante sur tout l'ensemble du sujet? L'une et l'autre voies ont été suivies. Le succès a toujours été pour la dernière. Au-dessus du mal local était donc un état général constitutionnel qui dominait la scène. La raison le conçoit facilement et la cure ne permet pas de le contester.

Rendons la chose plus sensible.

Admettons que le sujet en question soit une jeune fille à l'âge de la puberté. — L'ébranlement occasionné à tont son être par l'accident de la chute aura troublé les fonctions mensuelles. Peu après, aura paru une leucorrhée contre laquelle toutes les injections locales astringentes seront sans effet utile. Bientôt, par le fait des déperditions considérables, suite de la sécrétion muqueuse abondante, le sang appauvri traduira son état par des palpitations spéciales du cœur et des bruits de souffle dans les gros vaisseaux. C'est peu ! Avec le système dermique et circulatoire, le système nerveux intervient et une violente névralgie se produit.... le plus souvent à la tête.

Que pourront contre ces palpitations, et les frictions de digitale, et les teintures de scille, et les éthers, et les chloroformes, et les autres applications topiques des divers nevrosthéniques ? Ce qu'ont pu les injections contre la leucorrhée.... Rien. Dissimuler et non guérir.

Mais la diminution immédiate de la leucorrhée et la cessation des palpitations dès l'usage à l'intérieur de l'eau ferrugineuse ou autres préparations martiales , forceront bien à avouer que ces symptômes locaux n'étaient que des manifestations d'un état général dont le fer seul introduit dans l'organisme a suffi pour avoir raison.

Ces états morbides constitutionnels que l'on résume par les mots de lymphatisme, scrophule, chlorose, anémie, se révèlent à l'observateur par un ensemble de symptômes qui forment un véritable tableau d'ensemble qui est la caractéristique des diverses diathèses.

Ces états morbides diathésiques, non-seulement servent à soulager l'esprit dans les études des maladies chroniques , mais ils sont une réalité. Ils représentent de véritables personnalités. Ce ne sont point des entités chimériques. Non-seulement l'ensemble des symptômes leur donne un cachet type, mais l'action médicamenteuse des substances qui leur sont appropriées les précise. *Naturam morborum aurationes ostendunt.*

Ce sont surtout les cures par les eaux minérales qui démontrent ces vérités.

Les eaux minérales, avons-nous dit dans nos études sur les eaux de Cauterets, commencent par refaire l'état général du sujet avant que le mal local change. Les choses se passent ici dans les maladies chroniques en sens inverse de ce qui a lieu dans les maladies aiguës. Dans ces dernières, c'est le mal local qui doit avoir cédé avant que l'état général se réconforte. Dans les maladies chroniques, l'on voit, au contraire, cette faiblesse générale, cette pâleur de la face, cette maigreur, qui en sont comme le cortége obligé, se dissiper d'abord et puis le mal local s'amende à son tour.

Ceci ne montre-t-il pas clairement que ces états diathésiques, constitutionnels, tenaient la maladie sous leur dépendance ?

C'est donc sur l'ensemble des constitutions que les eaux minérales agissent. Dans cette action commune, chaque classe d'eau a ses priviléges pour tel ou tel état spécial. — Tandis que les eaux sulfureuses, les iodurées, certaines chlorurées veulent les constitutions lymphatiques, scrofuleuses; que les bicarbonatées sodiques réclament les diathèses lithiques..., etc., les ferrugineuses se concentrent sur les chloroses et les anémies.

L'utilité des eaux ferrugineuses sur les anémies et les chloroses est, on peut dire, souveraine et surtout spéciale. Il semble que c'est à elles seules que reviennent ces états morbides, que c'est par elles seules qu'ils peuvent être amendés. Disons-le vite : cette vertu souveraine dans ce domaine qui leur est propre, semble compensée par leur inutilité, leur nocuité même dans les autres états, tels que certaines formes du lymphatisme, de la scrofule, de la tuberculose pulmonaire.

La diathèse chloro-anémique est la seule à laquelle les eaux ferrugineuses conviennent. Il semble d'abord que ce champ est bien restreint; mais quand on jette les yeux sur la nombreuse variété de souffrances qui sont sous sa dépendance, on trouve le domaine thérapeutique des ferrugineuses bien étendu — C'est ce que nous allons voir en cherchant leurs indications que l'on peut tirer des caractères spéciaux des maladies qui sont sous la dépendance de l'état chlorotique dont les caractères se résument dans les symptômes suivants :

Pâleur de la face, décoloration de la peau et des membranes muqueuses, bouffissure des joues et des pieds comme s'ils étaient infiltrés de sérosité.

Menstruation nulle, peu abondante, décolorée, douloureuse ;

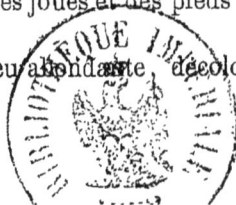

leucorrhée; ménorrhagie.— Suffocation au moindre mouvement.
— Battements forts, irréguliers du cœur simulant des hypertro-
phies de cet organe; bruit de souffle dans les gros vaisseaux qui
en émergent.— Pouls fréquent.— Tristesse, état nerveux, sensation de faiblesse.— Goûts bizarres, dépravés; gastralgies, pyrosis.
Tel est l'ensemble du tableau qui représente la chlorose.

§ 2.

INDICATIONS DES EAUX DE LA BAUCHE TRANSPORTÉES

TIRÉES DE LA SPÉCIALITÉ DES MALADIES.

Rien de plus facile que de reconnaître la chlorose lorsqu'elle se
présente avec le cortège des symptômes que nous venons d'expo-
ser; mais il n'en est pas toujours ainsi et bien des états morbides
offrent des symptômes qui semblent, à prime-abord, sous la dépendance de la diathèse en question; qui, au contraire, sont l'expression d'une autre cause.

Nous devons citer en premier lieu les diathèses scrofuleuses et
tuberculeuses que l'ont peut confondre avec la chlorose, mais qu'il
importe de différencier; parce que chacune de ces dernières four-
nit des indications spéciales.

Il importe de savoir si le malade est sous l'influence d'une de
ces dernières; car l'administration de l'eau ferrugineuse sera inef-
ficace dans le cas de diathèse scrofuleuse et pourra être fatale si
la tuberculose existe. — Les auteurs les plus accrédités, les praticiens les plus émérites se gardent de l'administration du fer toutes
les fois que la chlorose est concomittante, ou a été précédée de
quelques accidents suspects du côté de la poitrine. La nocuité incontestable aujourd'hui des préparations de fer dans ces circonstances, prouve bien que les états diathésiques ne sont pas de vains
mots et que chacun demande à être bien reconnu et bien diffé-
rencié, malgré et surtout à cause de la ressemblance de certains de
leurs phénomènes.

Il est souvent fort difficile de décider, *à priori*, si l'on a affaire à
une chlorose ou à un tout autre état. Pour cela, il est bien de sur-
veiller les premiers effets de la médication ferrugineuse.

L'action du fer est si spécifique que, dès les premiers jours de
son administration, l'état du malade doit être amélioré. S'il en est
autrement, si le malade supporte mal le remède, il faut se raviser
et s'éclairer pour le diagnostic à cette lumière fournie par le traitement. Il y a lieu de craindre et de rechercher quelque autre dia-

thèse latente , quelque reste de maladie aiguë , quelque maladie organique grave.

Il n'est pas sans exemples de voir des jeunes filles qui, aux approches de la puberté, présentent tous les caractères de la chlorose. Les règles paraissent peu ou pas ; le sujet se sent faible , il maigrit. Du dégoût pour les aliments, de la diarrhée quelquefois, et cependant la malade ne tousse pas. — L'idée de chlorose qui naît de tous ces symptômes et surtout de l'âge du sujet , conduisent à l'administration du fer.

Cependant le teint ne se colore pas, les forces ne reviennent pas ; mais une auscultation minutieuse trahit une respiration voilée en certains points , de la rudesse dans l'expiration. On est en présence d'une tuberculose commençante que le fer conduirait bientôt à une phthisie aiguë.

Il n'est pas rare non plus qu'une albuminurie, dont on ne se doute guère , des engorgements de la rate ou du foie , survenus à la suite de fièvres intermittentes, développent tous les symptômes d'un état chlorotique. L'erreur de diagnostic est ici moins fâcheuse , car le fer n'est point nuisible dans ces circonstances et rencontre même des indications très-formelles.

Parmi tous les symptômes de la chlorose que nous avons énumérés et qui dans leur ensemble offrent un tableau qui ne permet point de se méprendre , il y en a beaucoup qui manquent chez certains sujets, rendent le diagnostic de la chlorose difficile et cachent ainsi l'indication de la médication ferrugineuse. — Il importe donc de passer en revue tous ces symptômes , ou mieux , toutes ces formes protéiques que revêt la chlorose afin de bien dévoiler sous ces formes incomplètes les indications de la médication qui nous occupe.

Aucun n'ignore que l'élément organique pathogneumonique de la chlorose est la diminution du cruor dans le sang et conséquemment l'augmentation ou la quantité relativement plus grande du sérum. La pâleur des téguments et de la face en particulier, est le fait de la pâleur du sang lui-même par suite de la diminution de la quantité des globules rouges. — Ce symptôme peut être le seul qui se présente. Alors la chlorose est dans sa plus simple expression et la prise de quelques bouteilles de La Bauche, soit même de quelques pastilles de la même source, suffisent pour la dissiper.

Les choses ne sont pas toujours aussi simples et aussi palpables.

Névroses et névralgies. — L'hystérie lorsqu'elle se montre chez une personne qui a le teint pâle et décoloré, quelle que soit la cause qui ait amené cette pâleur, pertes de sang, épuisements par allaitements ou couches multiples, métrorrhagies accidentelles ou habituelles ; soit encore l'évolution difficile de la puberté, peut être rattachée à la chlorose et fournir une utile indication des eaux de La Bauche.

Les névralgies chlorotiques sont encore plus fréquentes que l'hystérie. On peut dire que la névralgie est la compagne assidue de la chlorose.

Lorsque la névralgie se présente chez une personne du sexe, pour peu que d'autres symptômes de faiblesse, de pâleur l'accompagnent, alors même qu'ils seraient mal dessinés, il est fortement à présumer que l'état chlorotique domine.— Les caractères principaux de la névralgie chlorotique sont puisés dans son siége sur un point spécial de la tête, du front, des sourcils, où la douleur se produit; un rameau du nerf facial sera affecté d'un seul côté à la fois. — Son déplacement fréquent et instantané, qui la porte d'un côté à l'autre de la face, soit même successivement à l'estomac, aux lombes, à la cuisse, aux jambes, à l'utérus. — Ces formes de la névralgie chez les femmes indiquent les préparations ferrugineuses et sont généralement guéries par elles.

Dans ces cas, l'emploi des eaux ferrugineuses, ou des sels qui en sont extraits, ne donnent leur résultat que dans un temps plus ou moins long. Généralement, des semaines, des mois sont nécessaires. Et cela se conçoit facilement, car la cure de la chlorose elle-même exige ce temps. Il importe donc de parer aux accidents par les topiques stupéfiants en attendant que le fer ait pu faire sentir son influence.

L'utilité du fer s'est encore exprimée dans certaines névroses, quoique bien plus rarement que dans les névralgies. L'on connaît l'observation produite dans le temps par le Dr Blaud, de Baucaire, d'une chlorotique guérie d'une amaurose par le fer. — Le Dr Battaille, de Versailles, a guéri trois cas d'asthme chez des femmes — Enfin, aucun n'ignore les bons effets obtenus par le fer, dans la seconde période de la coqueluche, de cette névrose spéciale, après les vomitifs indiqués au début.

Gastralgies. — La médication ferrugineuse peut-elle intervenir dans le traitement des gastralgies? Faut-il, au contraire, ne confier ces affections qu'à la médication par les eaux bicarbonatées sodiques, si souvent opportunes?

Quelle que soit la spécificité d'une substance médicamenteuse pour le traitement d'une maladie donnée, nous ne pensons pas qu'elle ait le droit de s'en réserver exclusivement la cure. Le nom de la maladie importe toujours fort peu, en présence des indications que l'on peut puiser dans les causes.

Les gastralgies offrent des symptômes d'une variété infinie. Celles auxquelles on pourra opposer les eaux ferrugineuses avec succès se caractérisent par les symptômes suivants :

Elles atteignent plus spécialement les femmes. La douleur stomacale n'est pas continue. Elle vient par accès.— Une faim canine qui se fait encore sentir après la prise des aliments, ou bien une satiété complète, tantôt immédiatement, tantôt dans deux ou trois heures, selon la nature des aliments ingérés. La nature des douleurs varie aussi. Ce sont des ardeurs, des crampes, des souffrances violentes ; une sensation d'une corde qui serre la ceinture, un poids sur le sternum correspondant dans le dos. — Les malades éprouvent le besoin de délier leurs vêtements. Il y a des éructations de gaz. Tous ces symptômes en totalité ou en partie, ont une durée plus ou moins longue. Lorsqu'ils ont été intenses, la malade tombe dans une sorte de prostration avec sensation de bien-être. L'épigastre reste plus ou moins endolori. Cependant, un appétit très-vif ne tarde pas à renaître. La malade, ne pouvant supporter une longue abstinence, se pourvoit d'aliments même pendant la nuit.

Eh bien! au milieu de ce cortége de souffrances, les fonctions digestives s'effectuent. Les aliments sont bien élaborés; il n'y a ni vomissements, ni déjections alvines; les selles sont normales et la nutrition se fait bien.

Ce sont bien là les caractères d'une affection nerveuse. Grands troubles, grandes douleurs, et, en somme, fonction accomplie!....

N'est-il pas aisé de voir qu'il n'en serait point ainsi, si au lieu d'être sous la dépendance d'un état général, le trouble fonctionnel de l'estomac tenait à une lésion qui lui serait propre ; tels que gastrite, gastrose, etc. Les souffrances de l'organe seraient continues et ses fonctions s'accompliraient mal. N'en est-il pas ainsi chez les personnes atteintes de lésions, d'altérations de cet organe? ulcères, cancers?

Nous ne devons pas taire quelques autres symptômes concomitants aux souffrances stomacales qui sont dominées par la chlorose. — L'on voit souvent la leucorrhée, les appétits bizarres, les névralgies erratiques, les règles pâles et peu colorées.— Enfin la médication ferrugineuse est encore ici un moyen de diagnostic différentiel. Les gastralgies, qui ne sont pas sous la dépendance de la chlorose, sont aggravées par l'emploi des ferrugineux.

Anémie. — L'anémie est une expression qui pour un grand nombre est synonyme de chlorose. S'il en était ainsi, l'anémie aurait droit à la médication ferrugineuse, et nous n'aurions qu'à la citer parmi les états morbides qui réclament le fer.

Il n'en est rien et l'état anémique n'offre point une indication immédiate. Pour le bien comprendre, il importe d'établir les différences qui séparent l'anémie de la chlorose.

Il n'est jamais venu à la pensée d'aucun, de réparer une perte abondante de sang, suite d'hémorrhagies traumatiques ou autres, par des préparations de fer. — De bons consommés, des vins généreux, une alimentation enfin fortement reconstituante ont toujours été préférés, ont été le meilleur et le plus sûr moyen de remédier à ces pâleurs du teint, à ces débilités, à ces lipothymies qui suivent des pertes accidentelles d'une certaine quantité de sang. — Ces états, qui n'ont en quelque sorte que les apparences de la chlorose, sont loin de devoir être confondus avec elle. Cependant, comme bien d'autres causes accidentelles, elles peuvent contribuer à y conduire un sujet qui y sera prédisposé; mais jamais l'anémie ne devra être confondue avec un de ces éléments fondamentaux.

La chlorose est une diathèse ; l'anémie n'est qu'un état passif accidentel. Le chlorotique peut être anémique, comme l'est souvent le scrofuleux, le rachitique, le syphilitique même, sans que l'état anémique doive être confondu avec la scrofule, le rachitisme, la syphilide. Le fer n'aura donc aucune action propre spéciale, directe sur l'anémie, pas plus que le mercure, l'iode n'ont d'action directe sur l'anémie du scrofuleux, du syphilitique, etc.

Mais si le fer n'a aucune action directe, spécifique sur l'anémie, il en a une très-puissante par la voie médiate indirecte, qui se révèle avec toute son énergie lorsque l'anémie est liée à l'état chlorotique, absolument comme l'iode et le mercure en ont une dans l'anémie scrofuleuse et syphilitique. En guérissant la chlorose, le fer fait disparaître l'anémie, comme disparaît aussi l'anémie du syphilitique sous l'action du mercure et celle du scrofuleux sous celle de l'iode ou autres moyens.

L'indication de la médication ferrugineuse ne se déduira donc de l'anémie que lorsque cette dernière sera évidemment liée à la chlorose.

Aménorrhée et ménorrhagie. — Le fer doit-il être considéré comme emménagogue ou comme un hémostatique?

Les travaux et les expériences cliniques faites dans ces derniers temps sur certains composés du fer, ont confirmé la puissance hémostatique de cette substance qui occupe aujourd'hui un des premiers rangs parmi les moyens propres à arrêter les écoulements sanguins.

Comment donc se fait-il qu'on eût considéré pendant longtemps le fer comme un emménagogue? Pourquoi chez cette jeune fille l'usage du fer ferait-il fluer des règles presque entièrement supprimées?

La raison en est bien simple. C'est que le fer agit encore ici sur le flux menstruel par voie indirecte, comme nous avons vu qu'il agissait sur l'anémie. C'est en guérissant la chlorose.

Voyez cette personne chlorotique. On administre le fer. Est-ce les règles qui reparaissent tout d'abord sous l'action directe et immédiate de la médication? Non assurément. Ce sont d'abord les appétits dépravés qui s'en vont; c'est le cœur qui voit cesser ses palpitations; les artères qui perdent leur bruit de souffle; la marche plus facile et moins essoufflée, moins haletante La peau se colore, les forces renaissent, les tissus prennent de la fermeté, le sommeil est profond et réparateur; les divers aliments dans les repas sont acceptés presque sans préférences et les digestions sont sans douleurs et se font bien. — Lorsque toutes ces choses sont bien revenues depuis quelque temps, un, deux, trois mois, alors, seulement alors, les règles reparaissent avec leurs caractères normaux de coloration, de quantité, de régularité. — Il est évident que les règles sont la conséquence et le fait de la reconstitution de l'organisme, de la cessation de l'état chlorotique et non de l'administration du fer.

La ménorrhagie, du moins, indique-t-elle l'administration du fer?

Non sans raison les anciens distinguaient des ménorrhagies actives et des ménorrhagies passives. — Ces distinctions nous paraissent essentiellement pratiques.

On reconnaît de fait des constitutions sanguines, dites pléthoriques, et des constitutions exsangues, anémiques. Les ménorrhagies actives se présentent chez les premières, les ménorrhagies passives sont l'attribut des secondes.

Les ménorrhagies actives réclament comme traitement la saignée, les dérivatifs et autres moyens déduits des indications fournies par la constitution générale. Nous n'avons pas besoin de dire que le fer n'a rien à faire ici, si ce n'est accessoirement comme hémostatique dans le cas où l'acte ménorrhagique prendrait des proportions de nature à entraîner des déperditions trop considérables de sang.

Quant à la ménorrhagie qui se présente chez les sujets anémiques, voyons comment on doit comprendre l'utilité du fer chez elle.

Ces ménorrhagies, très rares chez ces sujets, relativement à l'aménorrhée qui y est très commune, méritent d'autant plus de sollicitude qu'elles deviennent cause de l'anémie, après en avoir été un effet. Ainsi, le sang chez l'anémique, privé d'une grande partie de ses globules rouges, de son cruor, pêche non-seulement par la quantité, mais par sa qualité. C'est par le défaut de quantité que l'aménorrhée a lieu ; c'est au défaut de qualité qu'il faut attribuer la ménorrhagie.

Pour comprendre ces deux situations chez les sujets anémiques, il faut prendre en considération d'autres nuances de leur tempérament.

On rencontre des anémiques qui sont nerveux, chez lesquels existe, malgré la faiblesse, un état d'éréthisme qui donne aux diverses fonctions, surtout aux fonctions périodiques, une sorte d'état fébrile. Alors ont lieu ces *molimen* hémorrhagiques qu'on pourrait dire sans sang. Les pthisiques atteints de la forme de phthisie, dite floride, nous présentent des exemples de ces états.

L'expuition sanguine a lieu fréquemment, quoique le sang ne surabonde ni en quantité ni en qualité. — Dans l'utérus, comme dans les bronches, la muqueuse d'un tissu ramolli, manquant de vitalité, faute de nutrition, permet des exsudations lors de ces *molimen*, produits par l'éréthisme nerveux seul. Ces exsudations sont d'autant plus faciles que le sang lui-même est plus fluide par le manque de sa partie cruorique et fibrineuse.

Or, on comprendra facilement comment ces pertes sanguines, privant l'organisme d'une quantité de sang qui lui est propre, le jettent dans un état de faiblesse plus grande, sans que l'état d'éréthisme en soit diminué. Bien au contraire : *Sanguis moderator nervorum*, la saignée a toujours aggravé un état nerveux.

Maintenant si l'on veut bien se souvenir que le fer rend au sang ses qualités ; que sous son administration ses globules se colorent; qu'il lui revient la quantité de fer et de cruor qui lui sont propres à l'état normal ; qu'en somme, il reconquiert toutes ses qualités plastiques et coagulantes, il sera facile de comprendre comment ces ménorrhagies sont arrêtées par la médication ferrugineuse.

L'anémie était cause première de la ménorrhagie, et plus celle-ci était fréquente, plus l'état anémique empirait.

La médication ferrugineuse agit en sens inverse d'une façon doublement favorable en donnant au sang une plasticité nécessaire, pour que son exsudation n'ait plus lieu aussi facilement et en réservant ainsi à l'organisme ce liquide précieux qui a fait dire que la vie de l'homme était en lui.

L'indication de la médication ferrugineuse dans la ménorrhagie se déduira donc, non du fait même (écoulement sanguin), mais bien de l'état chloro-anémique du sujet. C'est ici, comme toujours, la pathologie générale qui doit prendre le pas sur la pathologie spéciale. Ce principe de thérapeutique est vrai surtout en hydrothérapie thermale, car c'est toujours en agissant sur la constitution que les eaux minérales atteignent les états morbides locaux.

Hémorrhagie. — Comme moyen hémostatique, le fer se recommande surtout à l'état de peroxyde, et les formules pharmaceutiques ont, jusqu'à ce jour, été dans ces circonstances préférées aux eaux minérales ferrugineuses. Cela se conçoit, il y a là une action topique, presque chirurgicale, qui réclame des doses de fer assez élevées sous un petit volume.

Mais il est des hémorrhagies passives, liées à des états d'anémie, qui réclament une médication ferrugineuse de longue durée. Ce sont les épistaxis, certaines hématémèses, le mélœna chez des sujets à sang appauvri et peu riche en fibrine et cruor; états subséquents à des causes d'épuisement, à de longues maladies aiguës ou chroniques. — Ces hémorrhagies sont liées souvent à des mouvements anormaux du cœur, battements forts, bruits de souffle, chez les jeunes garçons ou jeunes filles lymphathiques-nerveux.

Dans ces circonstances, la médication ferrugineuse par les eaux minérales sera très importante et bien préférable aux préparations pharmaceutiques. L'indication sera précise et toute en faveur de ces dernières.

Hémorrhoïdes. — Les mêmes indications naîtront chez les hémorrhoïdaires qui sont appauvris par des pertes considérables de sang. Quoique les hémorrhoïdaires soient des sujets riches en cruor, les pertes souvent répétées de quantités très souvent considérables, les jettent dans l'anémie. Le sang a fini par perdre ses globules cruoriques, et les martiaux sont alors très-indiqués.

Dysménorrhée. — D'après ce que nous avons dit, il sera facile de saisir les indications qui pourront se présenter dans ce cas pour la médication ferrugineuse. Le fer n'enlèvera pas la douleur, mais en rendant au sang une vitalité qui lui manque, il pourra faire cesser des états névropathiques utérins. Nous pouvons répéter : *Sanguis moderator nervorum*.

Stérilité. — L'utilité de la médication ferrugineuse dans la stérilité se déduit encore de ce que nous avons exposé ci-dessus au sujet de l'aménorrhée et de la ménorrhagie. Est-il besoin de dire que quand les fonctions mensuelles qui, comme on le sait, ne sont qu'une ponte d'œufs, seront rentrées dans leur état normal, des fécondations auront lieu et des évolutions normales du germe pourront s'accomplir.

*Fièvres intermittentes. — Hydropisies. — Dégénérescences orga-
niques. — Cancers. — Scrofules. — Blennorrhagies et Leucorrhées. —* On comprendra de même comment dans toutes ces circonstances le fer peut se montrer utile. Ces maladies, à la longue,
conduisent le sujet à un état de faiblesse et d'anémie qui est
relevé par la médication ferrugineuse. C'est seulement ainsi que
dans ces maladies, l'utilité du fer peut se comprendre.

Maladies de la peau. — Combien d'affections herpétiques qui
sont entretenues par leur liaison à un état de débilité ! Ne voit-on
pas souvent ces eczèmas, ces psoriasis, ces impetigo si com-
munément liés à des constitutions débiles, résister aux médications les plus rationnelles, aux eaux thermales les plus spécifi-
ques, se traîner d'Aix à Uriage, de Loëche à Barèges, et reparaître
après de légers amendements obtenus à ces stations importantes !
Survienne alors une médication ferrugineuse qui remonte le
sujet, qui reconstitue ce tempérament devenu chloro-anémique,
presque cachectique, et la maladie de la peau s'effacera sous l'influence des eaux sulfureuses appropriées que plus rien ne trou-
blera dans leur action spécifique.

C'est toujours au point de vue de l'état général du sujet que la
médication ferrugineuse pourra se montrer efficace dans les maladies qui semblent le moins la réclamer ; telles que les *maladies
mentales*, les *rhumatismes*, les *dyspepsies thermales*, le *lymphatisme*, la *phthisie même* pour certains accidents d'hémoptysie.

Maladies aiguës. — Si les eaux minérales en général et les
ferrugineuses surtout ne sont jamais indiquées dans les maladies
aiguës, il est cependant des circonstances où ces maladies aiguës
sont devenues des maladies chroniques et ou l'indication de la
médication ferrugineuse peut se montrer.

A la suite des fièvres muqueuses, typhoïdes, paludéennes ; de
ces fièvres qui ont débilité tout l'organisme, il se présente des états
constitutionnels, chloro-anémiques, où la médication ferrugineuse est indiquée. C'est ici surtout que la préférence sera donnée aux eaux ferrugineuses à l'encontre de toute autre préparation
artificielle. La susceptibilité des muqueuses gastro-intestinales,
longtemps travaillées par des inflammations aiguës, qui sont
encore le siége d'ulcérations plus ou moins cicatrisées, de ramol-
lissements, commandent assez cette préférence sans que nous
ayons besoin de nous étendre sur ce point.

Telles sont les principales indications des eaux minérales ferrugineuses, des eaux de La Bauche. — Nous sommes loin d'avoir
touché à tous les points de la pathologie qui peuvent réclamer

l'emploi de ces eaux ; mais nous pensons en avoir assez dit pour que le praticien, avec ces données, puisse suppléer par lui-même à tout ce que les bornes de ce travail nous imposent de taire.

Dans l'exposé des indications et contre-indications que nous venons de faire, nous nous sommes servi de ces expressions générales : *médication ferrugineuse, emploi du fer*....... etc.

Tout cela ne dit rien en faveur des eaux de La Bauche à l'encontre de toute autre préparation ferrugineuse. Il nous reste donc à nous expliquer sur les avantages qu'il y a à préférer les eaux de La Bauche à toute autre composition renfermant le fer, même à d'autres eaux minérales de même nature.

Nous ne reviendrons pas sur ce que nous avons dit au commencement de cet écrit, comme dans les précédents sur Cauterets et Vichy, relativement à d'autres substances, à savoir :

Que ce n'est pas sans juste raison que les médicaments naturels renfermant les substances que l'on désire employer, sont à juste titre, bien préférés aujourd'hui à ces produits émanés des laboratoires, qui n'ont pour eux que l'âcreté du creuset et la sécheresse du cadavre, au lieu de cette onctuosité du liquide minéral-naturel et de la vitalité propre que l'analyse chimique, à bout d'efforts, est bien forcée de lui reconnaître.

Nous n'insisterons pas non plus sur ce fait de notoriété clinique, déjà exposé aussi, que les substances médicamenteuses, quoique à des doses infinitésimales dans les eaux minérales, relativement aux doses massives des formules pharmaceutiques, ont un résultat thérapeutique bien plus effectif. — Le public, souvent bon juge sans arguments, avait déjà jugé la question par la demande toujours croissante des eaux minérales de toute sorte, avant que la Faculté et l'Académie fussent sérieusement intervenues. C'est même ce qui nous a porté à écrire cet ouvrage, nous l'avons déjà dit.

A ce que nous avons dit au commencement, page 10, sur la plus grande quantité de fer contenu dans les eaux de La Bauche que dans toute autre source connue, nous avons à ajouter ce qui suit que nous empruntons à un article très-judicieux du Dr Lamy, publié par le *Sud médical*.

« C'est encore à l'observation que l'on doit à l'égard de cette eau (de La Bauche), cette connaissance, acquise à la science que, malgré la grande quantité de fer qu'elle contient, l'eau de La Bauche est aussi digestive que les bicarbonatées sodiques les plus riches de cette classe, telles que Vals et Vichy.»

Aucune prévision scientifique n'autorisait la science à se prononcer favorablement en ce sens. Bien que presque tous les sels contenus dans l'eau de La Bauche soient des bicarbonates et des crénates associés aux sels alcalins ; bien que l'ammoniaque y manifeste sa présence d'une manière très-sensible ; bien qu'on y remarque l'absence de tout sulfate, il n'en reste pas moins cette particularité inexpliquée, à savoir : comment il se fait qu'elle soit si digestive, qu'elle était acceptée dans tous les cas les plus extrêmes, comme dernière ressource, par les malades abandonnés, après les essais infructueux de toutes les préparations ferrugineuses les plus accréditées et les digestives les plus autorisées? Devant ce fait, devenu la règle tant il est devenu fréquent, la science doit se courber et dire : « Nous ne savons pas encore tout et nous laisserons à nos successeurs le champ vaste aux explorations. » Un autre fait se détache, résolu définitivement pour la science, de l'usage des eaux et des pastilles ferrugineuses. On ne savait pas si le fer devait être administré à l'état de protoxyde ou à l'état de péroxyde. Cinq années pleines de nombreuses expériences privées, confirmées par des centaines d'attestations spontanées, ont démontré à l'administration des eaux de La Bauche que le fer en pastilles, à l'état de péroxyde, est tout aussi facilement absorbé qu'à l'état de protoxyde pris avec l'eau. Un seul fait resterait à connaître, savoir : si les substances alcalines précipitées par l'évaporation de l'eau au bain-marie, et conséquemment mélangées à la poudre de fer formant le résidu, ne seraient pas la cause de cette facilité d'assimilation. Ou bien encore, si la division atomique du fer ainsi précipité, division inimitable par les procédés mécaniques ou autres, deviendrait la cause de cette assimilation.

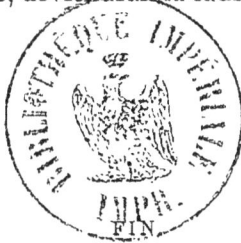

FIN

www.ingramcontent.com/pod-product-compliance
Lightning Source LLC
Chambersburg PA
CBHW060537200326
41520CB00017B/5268